L'ŒIL ANATOMIQUE

ET

L'ŒIL ARTISTIQUE

PAR

H. HALLÈS

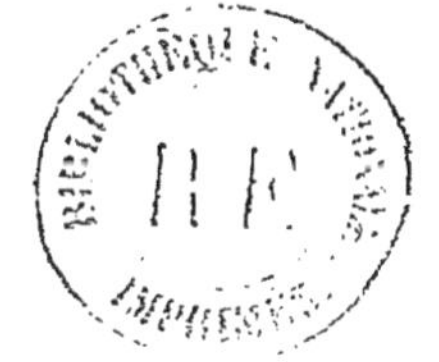

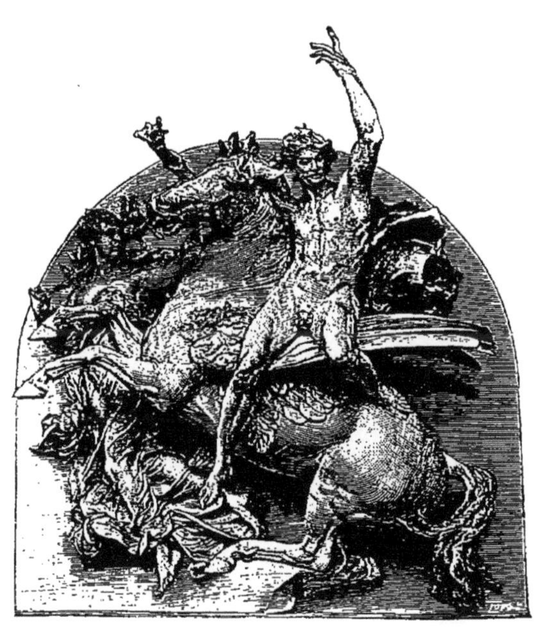

PARIS

L'ARTISTE, REVUE DE L'ART CONTEMPORAIN

1899

L'ŒIL ANATOMIQUE

ET

L'ŒIL ARTISTIQUE

EXTRAIT DE *L'ARTISTE* (3ᵉ ET 4ᵉ TRIMESTRES 1899)

TIRÉ A DEUX CENT CINQUANTE EXEMPLAIRES

L'ŒIL ANATOMIQUE

ET

L'ŒIL ARTISTIQUE

I

La lumière, — et, pour prendre un type déterminé, la lumière solaire, — est, comme le son et comme le parfum, une *vibration*. Entre ces divers phénomènes physiques qui impressionnent nos sens, il n'y a de différence que dans le nombre d'oscillations complètes qu'exécutent en une unité de temps les corps lumineux, sonores ou odorants. La lumière n'est que la vibration des particules infiniment petites de l'atmosphère qui nous environne, de l'*éther*, comme on l'appelle, vibration qui se transmet à travers les milieux de l'œil jusqu'à la *rétine*, partie essentielle de l'appareil visuel.

Prenez une sphère creuse, placez-la dans l'orbite, pratiquez à sa partie antérieure une large ouverture que vous fermez avec une vitre; qu'un nerf, le *nerf optique*, l'abordant par sa partie postérieure, en traverse la paroi, pénètre dans sa cavité, et, s'aplatissant en une membrane mince, en tapisse la face interne dans ses trois quarts postérieurs; vous aurez la disposition schématique de l'œil, la vitre représentant la *cornée transparente,* la lame nerveuse très fine, la *rétine.*

Celle-ci est d'une structure très complexe ; mais nous n'en retiendrons que les principales dispositions, simples d'ailleurs. Si l'on en fait des coupes excessivement ténues et qu'on les regarde au microscope, on constate, à la zone la plus excentrique, surtout deux sortes d'éléments : les uns analogues à de petits cylindres trapus, les *bâtonnets,* d'autres de forme conique, les *cônes.* Cônes et bâtonnets sont les agents de perception de la lumière ; ce sont donc les parties capitales de la rétine. Ces petits éléments anatomiques, dont le volume est de 2 à 5 centièmes de millimètre , ne sont pas disséminés en égale quantité ; il existe, par exemple, un point où il n'y a que des cônes, point qui est voisin du lieu d'épanouissement du nerf optique et qui est le plus sensible de tout l'œil ; on l'appelle *tache jaune* ou *macula.* Remarquons cette disposition car nous en tirerons bientôt des déductions artistiques.

La lumière étant faite de vibrations, on lui a reconnu, comme au son, entre autres qualités, des *tonalités* et des *intensités,* que tout individu qui a regardé et réfléchi, a lui-même remarquées. En style d'art, on désigne les tonalités par *colorations* et les intensités par *valeurs,* ce dernier terme désignant leur degré de puissance ou de délicatesse, si on les exprimait avec du blanc et du noir seulement comme en photographie et en dessin au crayon noir. Les couleurs elles-mêmes ont donc des valeurs ; le jaune de Naples ou le jaune citron, en effet, font sur une toile blanche, des taches moins sombres que le bleu de Prusse ou la terre de Sienne placés à côté d'eux.

Comme le son, encore, la lumière est décomposable en éléments composants ; car si l'on fait tomber sur un prisme de cristal un faisceau de lumière blanche, ce faisceau en sort comme éclaté en sept couleurs : violet, indigo, bleu, vert, jaune, orangé, rouge, dont l'ensemble constitue les *couleurs du spectre*, ou, plus simplement, le *spectre*. Trois d'entre elles sont dites *fondamentales*, ou *élémentaires* ou *principales*, car toutes les autres résultent de leur mélange ; ce sont le *rouge*, le *jaune*, le *bleu*. Si, à l'aide de dispositifs, on combine diversement entre elles ces couleurs du spectre, on obtient parfois des tonalités blanches, et l'on appelle *complémentaires* les couleurs dont le mélange aboutit au blanc.

L'un de ces mélanges est celui du bleu et du jaune solaires ; or, phénomène curieux, quand l'artiste mêle, sur sa palette, du jaune et du bleu, il obtient non du blanc mais du vert : pourquoi cette différence entre les résultats de l'expérimentation physique et ceux de la pratique quotidienne des artistes, et à quoi faut-il attribuer cette divergence ?

M. Mathias-Duval, professeur à la Faculté de Médecine de Paris et professeur d'anatomie à l'Ecole nationale des Beaux-Arts, donne pour raison que les peintres mêlent, non les impressions colorées, — ce qui aurait lieu d'après lui dans le mélange des deux couleurs spectrales, — mais les matières colorantes elles-mêmes. A mon sens, la différence des faits invoquée par M. Mathias-Duval est toute superficielle et ne réside qu'en les mots. Observons, en effet, ce qui se passe : les couleurs spectrales provenant du prisme doivent, pour être perçues par notre œil, colorer l'atmosphère ou l'écran sur lequel on les reçoit ; dans le premier cas, ce sont les particules de l'air, les poussières qui y sont suspendues, en somme, le milieu complexe nommé éther que colorent les faisceaux spectraux ; dans le deuxième, c'est la feuille de verre dépoli, de toile ou de papier blanc. Il y a donc toujours des *milieux colorés*, parfaitement assimilables à ces autres milieux colorés que l'on nomme couleurs de la palette ; et lorsque l'on mélange le bleu et le jaune solaires, on mélange des milieux colorés au même titre que les peintres mêlent des milieux colorés en triturant ensemble leur bleu et leur jaune. Donc ce n'est pas à cette première cause que l'on doit rapporter la bizarrerie du phénomène. En second lieu, rayons spectraux et pâtes de la palette ne sont de même couleur que parce qu'ils sont faits de vibrations de même nature et de même nombre, comme l'admet la science contemporaine ; et tous nous sont révélés uniquement par l'impression qu'ils produisent sur notre rétine ; en mêlant des couleurs sur leur palette, les peintres ne font rien moins que mêler, dans notre œil, des impressions colorées, et les opérations sont encore identiques ici. Cherchons donc ailleurs. Voici ce que l'on peut proposer : il résulterait de la fusion des pâtes, des réactions chimiques qui n'ont pas lieu dans celle des rayons colorés du spectre ; cette dernière demeurerait un mélange, tandis que la première serait une combinaison d'où naîtrait un corps nouveau qui n'est ni bleu ni jaune, mais vert. Dans le mélange du bleu de cobalt, qui est un aluminate de cobalt, et du jaune de cadmium clair, qui est un sulfure de cadmium, il se produirait un composé nouveau, fait probablement à la fois, — en outre de l'aluminate de cobalt et du sulfure de cadmium, — d'aluminate de cadmium et de sulfure de cobalt, ainsi que le veut la loi chimique de la double décomposition.

La gamme des tons lumineux ne se borne pas aux couleurs que nous avons énumérées ; elle renferme des rayons invisibles parce qu'ils sont trop ou insuffisamment vibrants; et l'on connaît des rayons *ultra-violets* qui laissent l'œil indifférent mais n'en existent pas moins puisqu'ils agissent sur la peau, — on leur doit les « coups de soleil », — et la *lumière noire* qui, malgré le paradoxe de son nom, n'en est pas moins une lumière véritable puisque la plaque photographique subit son action. Entre ces deux séries de vibrations lumineuses qui ne se révèlent pas sans artifice et qui sont comprises au-dessous de 435 trillions et au-dessus de 764 trillions de vibrations par seconde, s'échelonne celle dont notre œil connaît tout naturellement.

L'étude de cette perception lumineuse offre un intérêt de premier ordre; aussi, de bonne heure, physiciens et physiologistes s'y attelèrent-ils avec ardeur; l'on découvrit ainsi, — surtout Schultze, — que les différences de qualité de la lumière, c'est-à-dire les couleurs, sont perçues par les *cônes,* qui sont chargés aussi de percevoir la *forme,* tandis que les différences de quantité, c'est-à-dire les *valeurs,* le sont par les *bâtonnets.* De cette notion scientifique nous pouvons donc tirer cette notion artistique : la *macula* ou tache jaune étant le point le plus sensible de l'œil et n'étant faite que de cônes, la nature semble avoir destiné l'homme à être surtout un peintre, un coloriste; car, si elle l'avait destiné à être un valoriste, elle eût pourvu ce point le plus délicat, des éléments qui distinguent les valeurs : de bâtonnets. Et c'est là, je l'assure, l'une des largesses auxquelles nous a habitués la nature; elle savait que la perception la plus délicate des valeurs ne donnerait jamais la joie intense et pure que donne la perception, même obtuse, des merveilles de colorations qu'elle a partout épandues, surtout en les fleurs et en les chairs, et, dans sa munificence, ce sont les fibres de la volupté la plus profonde qu'elle a voulu doter de la plus exquise sensibilité.

Les investigations de la science ont été plus loin encore et ont mis à jour le mécanisme intime de la sensation lumineuse. Supposons une vibration, colorée ou non, parvenant jusqu'à l'œil; elle en parcourt les milieux et arrive à la rétine, mais n'agit pas encore; elle traverse la rétine, en effet, et va buter contre la *choroïde*, membrane opaque qui la double; là, elle est renvoyée comme une balle élastique qui frappe un mur et rebrousse chemin; c'est seulement pendant ce mouvement de recul, pendant ce rebond, que la vibration excite les petites parties du nerf optique que sont les cônes et les bâtonnets, et produit de la lumière dans l'œil, si je puis m'exprimer ainsi. N'est-il pas vraiment admirable encore que la nature arrive par les mêmes voies aux résultats les plus opposés, et n'est-elle pas prodigieuse, celle qui fait aussi que par des ébranlements nerveux identiques nous parvenons à la perception de tous les phénomènes extérieurs capables d'impressionner nos sens, comme à celle des modifications les plus diverses de notre moi sensible, volontaire et intelligent?

Tous ces phénomènes se passent dans la profondeur de l'œil; mais notre expérience personnelle et celle que nous tenons de l'atavisme nous ont appris à rapporter à l'extérieur les causes d'excitation de nos sens, à *extérioriser*; nous extériorisons donc la sensation lumineuse qui est née en nous et nous lui attribuons pour cause la vibration spéciale de l'éther qui est la lumière et qui est elle-même déterminée par un objet dit « lumineux ».

Si cette perception des foyers lumineux était due uniquement aux bâtonnets, nous n'aurions que la notion des valeurs ; si elle était due uniquement aux cônes, nous ne jugerions que des couleurs ; c'est-à-dire que, dans le premier cas, nous ne serions que des valoristes et, dans le second, que des coloristes, mais des coloristes absurdes et vains puisque les valeurs, c'est-à-dire la mesure, nous manqueraient. Si donc la nature avait dû ne nous accorder qu'une sorte d'éléments, elle nous eût certainement donné les bâtonnets ; car, bien que les choses, alors, n'eussent dû nous apparaître que comme des camaieux ou plutôt comme des dessins blancs et noirs, nous eussions eu tous les avantages de la vue sauf la joie des tonalités ; mais la nature n'eût, en cela, fait preuve que d'un esprit pratique, et elle était incapable de cette petitesse, étant une artiste, et géniale. Aussi a-t-elle pris soin que nous ayons deux séries d'éléments, impressionnables en même temps, que nous distinguions à la fois couleurs et valeurs.

Il faut se rappeler, cependant, que toutes les régions de la rétine, voire de celle d'un peintre, ne jouissent pas d'une exquise sensibilité et que la perfection est atteinte par la *macula* ; pour les parties de plus en plus éloignées du fond de l'œil, valeurs et tonalités, formes elles-mêmes, sont de moins en moins nettes ; et, en dessin comme en peinture, les artistes se chargent de vérifier chaque jour cette vérité physiologique. En effet, lorsque nous n'avons pas besoin de voir spécialement un point, nous regardons le modèle d'ensemble, c'est-à-dire avec tout notre œil, sans nous préoccuper de ce que les parties périphériques, lesquelles correspondent à la périphérie de l'œil, sont plus vagues que les parties centrales ; tandis que, si nous cherchons une sensation précise, nous fixons la forme ou la tonalité, c'est-à-dire que nous les recevons surtout sur la macula.

II

Un autre point curieux de la physiologie de cet organe, et qui touche encore à l'art, est la sorte d'existence séparée dont peuvent faire preuve cônes et bâtonnets. Ainsi la sensibilité aux valeurs peut varier sans que la sensibilité aux couleurs varie, et *vice versâ*. L'œil reposé, — par l'obscurité, par exemple, — est plus sensible aux valeurs, mais ni plus ni moins aux couleurs, que l'œil fatigué. Nous pouvons donc tirer cette conclusion artistique : celui qui dessine d'après le plâtre ou fait de la sculpture pendant plusieurs heures consécutives est de moins en moins apte à saisir les délicatesses de valeurs de son modèle, tandis que de longues séances de peinture n'épuisent pas la capacité de l'œil pour les tons. Il est vrai que ces deux labeurs assidus nous surmènent intellectuellement, nous « vident » suivant notre expression d'atelier et nous forcent vite à nous arrêter.

L'œil a donc des conditions inférieures ou supérieures de fonctionnement ; et si je me limite à l'éclairage, voici les conclusions de mes propres observations : 1° Lorsqu'il est impressionné par une lumière vive, l'œil ne voit pas bien ; il est ébloui. C'est ce qui a lieu lorsque nous avons en face de nous un foyer éclairant intense ; il nous est impossible de distinguer nettement les objets ; et c'est un phénomène analogue qui se produit quand le ciel est très resplendissant, je ne dis pas de coloration, mais de lumière blanche ; son éclat obnubile nos rétines et la nature nous semble grise. — 2° Quand il n'est impressionné que par très peu de lumière, l'œil voit également mal. La nuit est obscure, à la fois parce que la lumière partout épandue est presque nulle et parce que la rétine elle-même est insuffisamment éclairée. — 3° Une quantité moyenne de lumière donne à l'œil son maximum de sensibilité. Cette quantité de lumière n'est pas mathématiquement toujours la même; elle varie entre deux latitudes, l'une inférieure, l'autre supérieure; et si nous prenons comme échelle l'alphabet classique, A étant le degré le plus bas au-dessous duquel l'œil cesse de voir, Z le plus élevé au-dessus duquel il ne voit pas non plus, la quantité de lumière qui favorise son fonctionnement idéal est comprise entre G et R par exemple ; au-dessous de G et au-dessus de R, il voit incomplètement.

Comme le phénomène lumineux commence par se passer dans l'œil lui-même, je puis dire que, pour que l'œil voie idéalement autour de lui, il faut d'abord qu'il voie idéalement en soi. Les faits, d'ailleurs, corroborent la théorie; car la vibration des grands ciels blancs, très lumineux, qui « cassent » la vue, veut du paysagiste un accompagnement de neutres des terrains et des masses qui se découpent sur ce fond éclatant. Les toiles obscures, en lesquelles il n'y a pas suffisamment de lumière et qui prouvent que l'œil qui présidait à leur enfantement fut trop maigrement éclairé, ne sont jamais faites de couleurs franches, bien qu'étant puissantes de valeurs; elles n'ont pas, non plus, le charme des innombrables demi-teintes. Les pages les plus belles, enfin, comme coloris, ne sont ni de celles qui offusquent le regard ni de celles dans lesquelles il sombre, et il apparaît nettement qu'en les exécutant leurs auteurs s'étaient mesuré la quantité moyenne et idéale de lumière.

A ces particularités se rattache l'intéressant problème d'art que voici et qui se peut résoudre maintenant : « Comment se fait-il que les yeux, même réputés très affinés, se heurtent à des difficultés si on leur propose par

hasard les tons de la nuit à analyser ? » ce qui semble
paradoxal puisque l'œil plongé dans l'obscurité garde
sa sensibilité aux colorations, mais existe réellement
puisque je dus trouver moi-même la solution du problème. C'était un soir, en effet, à Labrède, gros bourg
de la Gironde, qu'illustrent le vieux manoir et le
souvenir du grand Montesquieu. Le labeur avait été
acharné ; et, le crépuscule venu, en attendant l'heure
délectable où l'on s'assied, gourmand, sous la lampe
familière autour du plat fumant, nous nous promenions
en devisant, le maître P. Sébilleau et moi, le long d'un
de ces chemins blancs de « poudre », que les dernières
lueurs du jour font violets, et qui, sur l'océan d'obscurité, sont pareils au sillage clair de quelque vaisseau
enfui, quand une femme déboucha d'un sentier de
traverse et se mit à marcher à vingt mètres devant
nous. Je posai le problème à propos de sa chevelure
et de ses vêtements, et il fallut nous rapprocher d'elle
et tendre toute notre attention pour découvrir qu'elle
était blonde, à coiffe rouge et à sarreau bleu.

Le phénomène tient à trois causes : la première est
que les peintres sont surtout habitués aux tonalités du
jour et sont théoriquement et forcément moins habiles la
nuit ; d'autant que les colorations neutres sont elles-
mêmes difficiles à pénétrer, fût-ce en plein jour ; la
seconde est que l'obscurité place l'œil dans des conditions inférieures d'éclairage et, par suite, de fonctionnement, nous l'avons vu ; le crépuscule enfin transforme
le vaste tableau coloré qu'est la nature pendant la
journée, en une toile terne, moins lumineuse ; il atténue, il assourdit les couleurs, ne laisse subsister que
les grandes valeurs. L'œuvre du coloriste créateur n'est
plus que l'œuvre étonnamment simplifiée d'un peintre
de gris et de neutres bas ; vienne la nuit, et le tableau

n'est guère plus qu'un dessin, si l'on compare ce qu'il est et ce qu'il fut sous les matins argentés ou rosés et les couchers de soleil inondant l'occident d'or et de pourpre. Si l'on veut schématiser, l'on peut même dire que la nuit peint toutes choses de gris et de noir; alors, le peintre, coloriste par profession, par tendance et par efforts, a des yeux presque inutiles; analyste de colorations il était, le jour, et analyste de taches noires il lui faut être, le soir; de là ses hésitations. Au point de vue anatomique, la même transposition se retrouve; il est habitué à se servir presque exclusivement de ses cônes, et voici qu'on lui demande d'user presque exclusivement de ses bâtonnets; son embarras se conçoit donc aisément. Le phénomène a, par conséquent, son explication, à la fois dans le genre d'éducation de l'œil du peintre, dans les conditions physiques d'éclairage de cet œil, dans la nature du modèle proposé et dans la structure anatomique de la rétine, laquelle domine, d'ailleurs, toute la question.

Et, puisque nous en sommes à la sensibilité de l'œil, faisons immédiatement justice de cette erreur qui voudrait que l'œil fût moins parfait que l'oreille, ces deux organes étant, évidemment, considérés chacun en sa physiologie propre. L'oreille, argue-t-on, perçoit en même temps une grande quantité de sons et de bruits, tandis que l'œil ne peut, d'un seul regard, embrasser autant de tons. Nous répondrons que, si l'oreille peut recueillir des bruits venant de directions très variées, c'est qu'elle est munie, à son orifice, d'un appareil spécial, d'un collecteur, — toutes les courbes du pavillon, en effet, renvoient dans le conduit auditif les vibrations qui les frappent, — qu'elle regarde partout à la fois, dirai-je, tandis que l'œil n'a pas de collecteur de tons, ne perçoit que ce qui lui vient de certaines directions. Qu'à l'aide de miroirs on perfectionne l'appareil extérieur de l'œil, qu'on lui amène des tons de tous points, et l'on s'apercevra qu'il égale l'oreille en universalité.

Quelques irréfléchis opposent aussi que dans un bruit, musical surtout, l'oreille en devine plusieurs. Nous riposterons encore : dans un rouge, un vert ou un jaune, l'œil ne voit-il pas nombre de tons composants ? Que fait celui du peintre, sinon analyser jusqu'à la plus simple expression ? Affirmons donc que, si l'oreille du musicien est capable de découvrir en un son, même ses harmoniques, l'œil sensible et exercé va aussi loin dans sa dissection et découvre aisément en chaque ton tous ses composants qui représentent ses harmoniques à lui.

De telle sorte que nous demandons, très perplexe, ce qu'a voulu dire M. Mathias-Duval quand il a écrit que « l'œil ne peut immédiatement et sans artifice reconnaître la composition d'une lumière ». Est-ce de l'éducation indispensable qu'il parle ? En ce cas il a raison ; mais combien il serait plus juste d'appliquer sa remarque à l'oreille !

III

Avançons encore dans l'étude de l'œil anatomique ; immédiatement surgira une question d'art.

Les cônes, avons-nous dit, sont les agents de perception des couleurs. Mais, alors, comment expliquer l'affection qu'on nomme *dyschromatopsie partielle*, dans laquelle on ne voit plus une ou plusieurs couleurs de la palette ; car celui qui ne distingue pas le rouge, par exemple (*daltonisme* ou *anérythropsie*), manque de cônes et devrait, en conséquence, ne distinguer aucune couleur. Comment expliquer que certains malades, spécialement les hystériques, perdent successivement la perception des couleurs; que, chez les uns, la sensation du rouge persiste alors que celle du jaune et du bleu a disparu, que, chez d'autres, toute sensation colorée fasse défaut et que la nature leur semble grise? Quand vient la guérison, la perception des couleurs réapparaît, successivement aussi, mais dans l'ordre inverse de leur disparition (*dyschromatopsie momentanée*). Comment comprendre que Galezowski, professeur à l'Université de Lyon, ait observé des malades qui ne distinguent aucune couleur du spectre tant que la distance qui les en sépare est supérieure à 25 centimètres environ, et qui, à mesure que l'on approche le spectre, en perçoivent les notes en commençant par le bleu et en finissant par le violet? Car ces malades, hystériques ou non, venant à perdre la sensation d'une couleur, perdent probablement leurs cônes et devraient, par conséquent, avoir des rétines insensibles au reste des couleurs; de même lorsqu'elles recommencent à saisir une tonalité, elles récupèrent probablement leurs cônes, et devraient alors saisir toutes les tonalités quelles qu'elles fussent.

L'admirable théorie de Young (1798) élucide cette question. Elle admet qu'il existe dans la rétine non pas des cônes quelconques, mais trois ordres de cônes chargés, les uns du rouge, les autres du vert, les troisièmes du violet, c'est-à-dire de trois couleurs qui seraient fondamentales et, à elles seules, engendreraient toutes les autres; elle explique donc la série de phénomènes morbides permanents (*daltonisme*) ou passagers (*dyschromatopsie hystérique*) que nous venons d'exposer. Donc, si l'on place la rétine dans l'impossibilité d'être ébranlée par l'une des couleurs fondamentales, le vert, par exemple, et qu'on l'impressionne par de la lumière blanche, due, on le sait, au mélange des fondamentales, elle n'y trouvera plus que les deux autres.

C'est là toute une question d'art. Est-ce, en effet, pour des raisons analogues que certains peintres ont, suivant l'expression usitée, une « vision spéciale », voient violet, par exemple, tels Decamps vers son déclin et Didier-Pouget en France, et, en Italie, le plus célèbre des « violettistes », Domenico Beccafumi (1486-1551), étudié par Guaita et auteur du fameux *Pavimento* de la cathédrale de Vienne qui l'illustra ; tel encore, cet original inconnu dont le tableau est à l'église de la Martorana, de Palerme ; les ombres de ses roses et de ses jaunes sont violettes ; et, si les chairs sont d'un jaune chaud, les ombres en sont aussi violacées. Que dit la science, de ces artistes ? L'on aurait constamment retrouvé chez eux des troubles de la vision ; toutes leurs productions seraient violacées, mêmes les copies qu'ils exécutent de tableaux qui leur sont étrangers ; plusieurs confondent les couleurs ou ne voient ni le rouge ni le vert, ce qui semble assez naturel ; mais, chose extraordinaire, d'autres ne voient pas précisément le violet ; tous, enfin, seraient dyschromatopes, sujets à erreur pour le violet, et présentent, dans leurs tableaux, à un degré plus ou moins profond, les signes de la cécité pour les couleurs.

Leur manière peut s'expliquer de la façon suivante : leurs fibriles du rouge et du vert seraient moins nombreuses ou moins sensibles que celles destinées au violet, lesquelles, alors, prédominent ; ou bien leurs fibres du rouge et du vert seraient constamment fatiguées, épuisées, et dans la lumière de la nature, leur œil ne voyant que du violet, forcerait leur main à répandre partout cette tonalité.

Cette dernière explication semble justifiée par des phénomènes morbides dont je fus moi-même atteint : après une période de surmenage aigu, je constatai un jour, avec surprise, que je ne distinguais plus les formes, mais seulement des taches colorées, tant qu'elles étaient à plus de deux mètres environ de moi, et que, aussitôt cette distance devenue inférieure, il se faisait une saute brusque, une soudaine apparition des formes dans mon œil. Après avoir patienté quelque temps, j'allai me confier à mon ami le Dr Cabannes, oculiste des hôpitaux, qui me trouva atteint dans mon système dioptrique mais non dans ma rétine; ce que certains individus éprouvent pour la couleur, je l'éprouvais, cependant, pour la forme, et mes cônes, — chargés, on le sait, de percevoir la forme, — étaient vraisemblement surmenés, épuisés, déséquilibrés, comme semblent l'être ceux de ces sujets à vision particulière qui seraient eux-mêmes atteints d'une sorte de cécité pour certaines couleurs.

Il y a, cependant, dans l'histoire clinique des violettistes un point extrêmement curieux, savoir : celui qui ne voit pas le violet est aussi violettiste que celui qui ne voit que le violet. L'on comprend, à la rigueur, que les artistes qui sont aveugles pour le rouge et le vert, ne voient que du violet et fassent violet; mais que celui qui ne voit pas le violet fasse violet, voilà qui est surprenant, et les examens que l'on a pu faire de ces anormaux semblent affirmer la réalité de ce paradoxe. Il ne faut pas oublier, néanmoins, que les violettistes ont eu et ont encore tout intérêt à jurer de leur bonne foi et à induire le clinicien en erreur. Voyons donc si les faits sont adéquats à la théorie. Prenons des exemples : un peintre qui ne voit pas le violet copie une figure qui, précisément, porte, à la mode antique, un drapé

que nos yeux normaux voient violet; lui, nous dit la
clinique, le voit bleu ou gris; il regarde sa palette et y
cherche, par des mélanges successifs, le ton bleu ou
gris de la draperie, puis finit par en obtenir la justesse
absolue sur sa toile. Ce ton qu'il vient de constituer
est donc, pour lui, du même gris ou du même bleu que
celui de son modèle; mais, comme pour nous la
draperie est violette, la copie qui est exacte, est également violette. Autre fait : un peintre qui prétend voir
très violet, assis en pleine campagne, va reproduire un
motif qu'il a sous les yeux; il y voit donc beaucoup de
violet, alors il prend les couleurs les plus aptes à lui
donner la justesse, travaille, et finit par enlever une
étude qu'il affirme juste; mais cette étude, vue avec
les mêmes yeux qui voient la nature, subit la même
exagération violette, et, quand l'artiste croit avoir
obtenu une harmonie très puissante en violet, cette
harmonie est beaucoup moins montée de ton violet
qu'il ne le pense, de même que la nature est beaucoup
moins violette qu'il ne la voit. L'équilibre est donc
rétabli, et, malgré lui, cet artiste a reproduit son motif
assez fidèlement, c'est-à-dire sans outrance et comme le
feraient l'immense majorité des paysagistes. De telle
sorte que nous arrivons à cette conclusion qui semble,
elle aussi, paradoxale, que l'artiste qui voit très violet
ne saurait faire uniquement du violet, tandis que celui
qui ne voit pas le violet peut très bien en faire. Corol-
lairement : l'artiste qui voit très violet peut faire du
violet même exagéré, et celui qui ne voit pas le violet
n'est pas également obligé d'en faire. Et pratiquement :
les peintres à palette constamment violacée et qui pré-
tendent expliquer leur manière par une histologie spéciale de l'œil qui les oblige à une vision violette ou
la leur ôte totalement, altèrent la vérité et présentent

une mauvaise défense à laquelle ne peuvent ajouter foi
que les non initiés. Ils ne peignent pas ce qu'ils voient
ni ne voient ce qu'ils peignent (1).

D'ailleurs, à coté des violettistes anatomiques, la
clinique a admis des violettistes par volonté, et montré
les caractères différentiels des deux groupes, qui se distinguent surtout en ce que les premiers sont pâles,
froids et unichromes, tandis que les seconds produisent
des œuvres fortes et harmonieuses, où l'effet est cherché
et souvent atteint. A voir les œuvres violentes des
violettistes modernes, il apparaît donc nettement que
les anomalies histologiques n'ont rien à faire avec leur
cas, et que le violettisme, né peut-être d'une rétine
atypique mais exceptionnelle, ou, plutôt, du hasard,
s'est prolongé grâce au besoin d'originalité, vit encore
de ce besoin et mourra lorsque le hasard ou une lésion
optique nouvelle auront créé une manière plus sensa-
tionnelle.

Quant au moyen de faire disparaître le violettisme
par nécessité, — s'il existe, — moyen qui consiste en
l'examen systématique des visions des candidats aux
Ecoles de Beaux-Arts et en la proscription rigoureuse
des anormaux, il est à la fois trop radical et trop bénin ;
trop radical, en ce qu'il priverait ces écoles de nombreux élèves qui, pour ne pas devenir des peintres,
peuvent être, un jour, de parfaits dessinateurs, et
briserait les ailes à de réelles vocations ; trop bénin,
parce qu'il n'arrêterait nullement l'épidémie du violettisme ; car, sur les vingt mille peintres de France, combien en compte-t-on qui aient passé par les Ecoles ?

Le violettisme est donc, en général, particularité de
sentiment, affaire de convenances personnelles, que la

(1) Il va sans dire que, ici, comme dans tout le cours de son étude, l'auteur
assume l'entière responsabilité de ses théories. (N. D. L. R.).

qualité de la tonalité soit destinée à exagérer l'impression cherchée, ou à flatter le goût du public, la mode même. L'on peut, en effet, être très bien servi par l'emploi exclusif d'une tonalité, par son outrance; d'autant que les peintres à palette spécialisée sont également spécialisés à une heure déterminée, la plus favorable évidemment au triomphe de leur harmonie préférée. C'est ainsi que M. Didier-Pouget ne nous montre guère que des matinées, lesquelles supportent très bien un excès de violet, et, en ces matinées mêmes, des bruyères fleuries qui poussent encore au violet.

Il faut cependant convenir que si ces spécialistes peignent en partie « de chic » et de fantaisie, ils ont, néanmoins, pour mener leurs œuvres à bonne fin, besoin de beaucoup d'acquis et de virtuosité, qualités, d'ailleurs, dont fait preuve M. Didier-Pouget qui est un violettiste d'intention et sait nous donner de belles œuvres, même en violet.

Nous venons de voir ce qui devrait se passer chez un individu vraiment atteint dans l'état anatomique de son appareil visuel. Il était assez facile de réaliser ces conditions anormales chez un individu sain : il suffisait de le plonger dans une atmosphère colorée de l'une des couleurs du spectre, violette, par exemple, puisque nous en sommes au violet, et le plus simple était de peindre avec des verres violets devant les yeux. Nous avons réalisé nous-même cette expérience qu'avait tentée P. Bert avec l'aide d'un peintre de ses amis, et, armé de lunettes violettes, nous avons copié une étude avec des couleurs dont nous ignorions la disposition sur la palette. Le résultat fut celui que fait prévoir la théorie : modèle et couleurs, étant vus à travers la même tonalité, bénéficièrent ou pâtirent des mêmes modifications, et, pas plus que le modèle, la copie ne porta la trace de l'atmosphère spéciale dans laquelle elle semblait plongée.

P. Bert fait une première exception à cette règle pour les lunettes vertes, prétextant que toutes les nuances diverses du vert du modèle ne seraient pas appréciées avec justesse, puisqu'elles seraient lavées de vert, et que la représentation de ces nuances dans la copie ne serait pas exacte. — Je répondrai : 1° avec les verres violets, tout, même le violet du modèle, n'est-il pas lavé de violet? et la copie en est-elle moins identique au modèle? 2° Oui, toute la gamme de verts du modèle est lavée de vert et montée de ton puisqu'on lui ajoute le ton vert des lunettes ; mais la palette n'est-elle pas aussi lavée de vert, et sa série verte n'est-elle pas haussée de ton, pour la même raison? Évidemment ; il y a donc exagération des deux côtés, et, par suite, compensation.

« Les couleurs complémentaires de la couleur des lunettes, dit encore P. Bert, seront les moins bien senties, les plus mal rendues, car elles sont des plus modifiées, les plus transformées. » J'ai encore réalisé cette expérience : j'ai copié une toile très colorée en me servant de verres verdâtres ; les complémentaires du vert, les rouges, étaient très grisés sur le modèle ; le blanc de ma palette était verdâtre et mes rouges étaient devenus gris, de la famille de ceux de mon modèle : je n'eus qu'à évoluer dans ces gris pour obtenir les tonalités qui m'étaient proposées, et, lorsque je me fus soustrait à mon atmosphère verte, tous ces gris rendus à ma vision normale étaient des mêmes rouges.

Les restrictions de P. Bert à propos des complémentaires n'étaient-elles donc pas fondées? — Elles ne l'étaient qu'en partie : des expériences que j'ai instituées avec des verres successivement violets, verts et jaunes, j'ai pu conclure, en effet, que les complémentaires ne sont véritablement modifiées que si elles sont très pâles ou très sourdes; de coloration moyenne, elles demeurent suffisamment appréciables. Si à un blanc à peine teinté de rose et de jaune, en effet, l'on ajoute la couleur puissante d'un verre, la finesse rose et jaune est si bien noyée dans la tonalité surajoutée qu'elle disparaît; l'on obtient un résultat identique en mêlant à une pointe de garance une grande quantité de pâte : la garance est submergée et n'est plus perceptible. De même, si dans un noir de pêche presque pur vous distinguez une lueur rouge et que vous superposiez à cette finesse rouge une haute couleur, celle d'un verre violet, par exemple, la finesse est engloutie et s'efface totalement.

Pour les tons sourds, d'ailleurs, un deuxième facteur intervient, qui est la valeur puissante du verre coloré, valeur qui s'ajoute à celle de ces tons et les rend encore plus sombres, ce qui accroît la difficulté d'analyse de leurs composants. L'expérience réalisée avec des verres simplement mais fortement fumés, qui n'apportent pas de couleur mais beaucoup de valeur, démontre surabondamment la vérité de cette observation.

Il y a donc dans cette question deux coordonnées : 1° une transformation de tonalité; 2° une transformation de valeur. Et je conclus définitivement de mon expérimentation : 1° toutes les couleurs subissent l'influence de l'atmosphère colorante à travers laquelle on les examine; 2° toutes, elles sont assourdies; 3° les couleurs qui appartiennent à la famille de la complémentaire et, à plus forte raison, la complémentaire elle-même sont grisées ; 4° les couleurs froides, non complémentaires, sont chauffées; 5° les tons de saturation moyenne sont relativement peu transformés; 6° les tons très clairs ou très sourds sont dénaturés au point que l'on reconnaît difficilement leur composition, même s'ils ne sont pas complémentaires, surtout s'ils le sont.

Il était aussi intéressant de renouveler l'expérimentation dans des conditions toutes différentes ; et, au lieu de modifier seulement les milieux extérieurs à l'œil, de changer les milieux intérieurs eux-mêmes, de se placer, en un mot, en les états de maladies dans lesquelles la vision est transformée : absorption d'acide picrique et morsure de serpent (vision jaune); empoisonnement par les champignons (vision violette). Deux affections surtout sont remarquables à ce point de vue : ce sont l'*ictère,* qui résulte du séjour dans le sang des principes colorants de la bile, et dans lequel se produit le phénomène de *xanthopsie,* c'est-à-dire de vision jaune, et l'*intoxication santoninique,* due à l'absorption de santonine, principe actif du *semen contra.*

Il y aurait un certain courage à chercher à se rendre ictérique uniquement en vue d'une auto-observation, car il faudrait se créer des lésions sérieuses du foie ; mais une désorganisation, même profonde, du tissu hépatique ne provoque pas fatalement l'ictère ; je n'ai donc pas cherché de ce côté : une intoxication par la santonine est plus facilement réalisable ; je l'ai produite sur moi.

Voici ce que j'ai noté : après avoir absorbé, à quelques heures d'intervalle, trois doses *maxima* de santonine, soit quatre-vingt-dix centigrammes, la dernière vers minuit, je me couchai. Je fus levé de bon matin ; en ouvrant les yeux, je me trouvai transporté dans un monde étrange, sous un ciel de rêve comme jamais je n'en avais vu, et qui me donna en clair et en gai la sensation d'un déclin du soir en Orient ; mais la fraîcheur et la virginité du matin triomphaient encore une fois, et, çà et là, quelques petits nuages que je sentais rosés voletaient légèrement. Quand l'heure fut plus avancée et qu'il fit complétement jour, le ciel, tout blanc, au dire de mes amis, fut non point vert, ainsi que je devais le voir suivant l'opinion de Littré, ni violet, d'après celle de P. Bert, mais brossé de ce jaune et de ce vert des toutes tendres frondaisons du printemps, c'est-à-dire de jaune de Naples presque pur, de jaune verdâtre ; et toutes les choses participaient de cette coloration. L'atmosphère entière était emplie d'une vibration et d'une impalpable poussière jaune pâle. Mes moulages en plâtre étaient teintés, mais je distinguais facilement leur couleur normale, ainsi que la tonalité habituelle des objets : bariolage de mes *satzumas,* bronze de mes lampes japonaises, or des tranches de mes livres. Je pris pour étudier les hautes couleurs un panneau chinois que je connaissais peu ; je reconnus chaque ton. Alors je sortis dans la rue : un peuple à vêtements curieux, à visages bizarres, y circulait ; et ce fut, d'abord, une désagréable impression que me causèrent ces faces blafardes comme en des chloroses graves, ou terreuses comme en la mort ; mais il me suffit de me ressaisir pour retrouver les tons habituels ; et, bientôt, je m'amusai beaucoup d'errer ainsi parmi la foule en songeant qu'elle ne se doutait pas de la laideur qui la revêtait à mes yeux. Restait l'épreuve de la palette : j'examinai mes études, je reconnus mes tons ; pour en voir de moins familières, je me rendis au musée : les chairs et les ciels avaient leur même éclat, et l'analyse que je fis des couleurs fut trouvée exacte par les artistes qui m'entouraient. En somme, l'habitude aidant, je parvins à m'isoler de l'atmosphère nouvelle dans laquelle je m'étais volontairement plongé, et il me sembla que je renouvelais l'expérience des lunettes colorées, avec cette différence, cependant, que l'atmos-

phère jaune verdâtre à travers laquelle j'observais
altérait peu mes sensations, et que ce n'était plus sur
mon nez, mais dans mes yeux eux-mêmes que je portais
cette fois, les verres. Puis la sensation s'affaiblit ; la
coloration factice des choses et des êtres s'effaça insensiblement et je fus rendu à ma vision normale, ne gardant
de mon intoxication qu'un unique souvenir pénible :
celui d'avoir été obstinément obsédé de l'illusion que,
parmi la foule que j'avais coudoyée, j'avais été moi-
même complètement défiguré et maquillé, comme en
une mascarade.

Il est donc définitivement entendu que tous ceux qui
ont une palette obstinément bizarre et anormale ne
peignent pas comme ils voient. Quelle justification
peuvent-ils fournir à leur entêtement?

Il faut d'abord faire intervenir les individualités de
tempérament. Si, chez plusieurs artistes, la quantité de
sensibilité est la même, la qualité peut en être différente ;
et, si en face d'un spectacle de la nature, le taux de
l'émotion est aussi élevé chez vous que chez moi, votre
cœur plus délicat, plus enclin à la poésie, estompera les
contours, noiera les formes, mettra des sourdines aux
éclats, créera une œuvre en harmonie avec ses qualités
et qui les révèlera ; moi, par contre, qui ne me plais
qu'aux émotions fortes, qui goûte peu le vague et le
mysticisme, et que mon tempérament pousse à l'exagération, je chercherai, au contraire, la note éblouissante
et les resplendissements, et laisserai, malgré moi, mon
cœur peindre par mes pinceaux. Ainsi pensaient et pei-
gnaient diversement Corot et Delacroix ; ainsi dans les
lettres pensent et écrivent, avec des natures très opposées, Sully-Prudhomme ou Coppée, Richepin ou Hugo.

De ce que vous préfériez les gris aux tons rutilants, il
ne s'ensuit pas nécessairement, cependant, que vous ne

voyez pas la couleur et soyez impuissant à l'exprimer, ni, de ce que j'aime la vigueur, que je n'apprécie pas vos délicatesses et en sois incapable ; mais il est probable que votre tempérament vous portera à fuir mes grands éclats, tandis que je n'irai pas non plus, moi plus robuste, voir lever vos aurores toutes frileuses en leur robe de brouillard. Bien plus, ce qui n'était qu'une tendance, une prédilection, chez nous, va devenir une nécessité ; et, de même que dans toutes les branches de l'activité humaine l'on assiste à de la spécialisation, nous nous spécialisons en peinture : notre habileté, chaque jour plus consommée, et le désir de frapper la même note, nous imposeront aussi une direction spéciale. La meilleure preuve en est que les peintres, déjà divisés en groupes assez nettement tranchés, tels que paysagistes, animaliers, portraitistes, etc., s'attachent aujourd'hui non à être des historiens universels, mais des chroniqueurs de faits toujours semblables. Les exemples abondent : nous connaissons, en effet, ces grands spécialistes que sont Henner, Carrière, Bonnat, etc., et la légion si particulière des méridionaux : Gagliardini, Bompard, Montenard, Nardi, etc. Que dis-je ? Nous assistons à la spécialisation du métier en laquelle nous voyons exceller Henri Martin. Nous ne pourrons donc exposer, vous, que des harmonies ténues, moi, que des violences, et de vous l'on dira : « Il voit gris et fin », et de moi : « Il voit coloré et mouvementé », et ce seront là des expressions non seulement imprécises mais absolument fausses, qui laissent supposer ou affirment ce qui n'est pas, commodes, cependant, et qui ont l'avantage d'être facilement comprises.

A côté de la vision couleur, il y a la vision valeur et la vision forme. Théodule Ribot, par exemple, qui souvent de tout un personnage ne garde que le bonnet, le nez, les mains et les pieds, ne voit point comme Bouguereau de qui toutes les figures sont partout dessinées et exprimées ; Carrière, dont les toiles sont extrêmement enveloppées, et Tournès, toujours un peu flou, voient-ils comme Gérôme constamment positif? Et Henri Martin, de qui l'on a dit qu'il peignait aux confetti, a-t-il le même œil que Carolus-Duran dont les coups de brosse sont si larges et si pleins? Évidemment non ; ces maîtres sont absolument dissemblables ; les spectacles qu'ils aiment à voir sont différents : Henner n'observe qu'aux heures troubles, Gagliardini qu'en plein soleil, et, parmi toutes ces « visions », ce sont les visions extraordinaires qui sont anormales et ne répondent pas à l'anatomie rétinienne. Ribot avait-il l'œil fait de telle façon qu'il y vit si sombre ? Carrière a-t-il une affection oculaire qui le fait voir si nuageux, si immatériel? Henri Martin distingue-t-il réellement ses petites taches? Non pas ! Et, pour ce qui est d'Henri Martin, tous savent que ce furent à ses débuts des tentatives, des recherches, dans lesquelles il persévère aujourd'hui, qu'il dissocie ses tons sur la toile et laisse à l'œil du spectateur le soin de les synthétiser et de les fondre. Nous pouvons donc dire : il n'y a pas de vision, il n'y a que des métiers, et voulus.

IV

Les questions artistiques naissent, on peut s'en convaincre, sous chacun de nos pas. Avançons donc; il en éclora certainement d'autres, de haut intérêt.

On sait que le point le plus sensible de l'œil est la *macula*, et que les zones rétiniennes de plus en plus éloignées de cette *macula* sont de plus en plus insensibles aux excitations chromatiques. Pour être distinc-

tement vu, un objet doit donc venir se peindre sur la
tache jaune, et s'il est plus grand qu'elle, les parties qui
la dépassent ne sont pas très nettement perçues. Ces
données anatomo-physiologiques ont influé sur la
peinture sans qu'elle s'en doutât. Voici comment :
lorsqu'on se trouve en face d'un objet, l'instinct veut
que l'on cherche à le bien voir d'un seul coup d'œil, et,
pour ce réaliser, on se place à une distance telle qu'il
soit contenu tout entier dans le champ visuel : dans ces
conditions la *macula* coïncide avec le centre de l'objet.
De même, lorsqu'on est en présence d'une toile et qu'on
a trouvé le point de vision la plus nette pour l'ensemble,
les parties centrales de la toile coïncident avec la *macula*
et les zônes centrales de la rétine et sont les mieux
perçues, tandis que les parties latérales du tableau
manquent de précision. Il est donc naturel que l'on
demande au centre de la toile d'être le point capital
comme idée, effet et exécution. Ces habitudes artistiques
n'ont, on le voit, d'autres causes que les dispositions
de la rétine et ne répondent, en réalité, qu'à des
exigences anatomiques. Si l'intérêt se déplace de son
centre tandis que l'œil y demeure, le centre cesse d'être
clairement perçu, ce qui est une faute ; puis, pour le
découvrir, l'œil est obligé de le chercher hors du centre
et emmène sa macula hors de ce centre ; la toile ne peut
plus être embrassée d'un seul regard, ce qui est une
deuxième faute, anatomique, dirai-je ; la partie la plus
éloignée du nouveau centre d'intérêt, déjà mal vue
antérieurement, cesse, alors, presque complètement
d'être distinguée, devient inutile : il y a trop de toile
de ce côté ; l'on devra en supprimer, et, cette résection
ramenant le centre de la toile et le centre de l'intérêt en
coïncidence avec la *macula,* la mise en place sera
atteinte.

La pratique, nous le laissons entrevoir plus haut, répond à la théorie; car le peintre s'efforce, on le sait, de retenir l'œil du spectateur au centre de sa toile. Les côtés du tableau donnant à la rétine des sensations un peu obtuses, à la fois comme formes et comme colorations, le peintre obéit encore, sans s'en douter à l'anatomie en poussant moins ces côtés; il est, en effet, moins essentiel de « faire » les zônes qui demeurent forcément confuses, et l'on est si bien habitué à cette manière que l'on reproche souvent à certaines toiles d'être également « faites » partout.

Un autre point intéressant et qui se rattache à cette question est le suivant. Landolt, un maître de l'oculistique, a démontré que les couleurs qui cessent successivement d'être vues par la rétine, à mesure que l'on s'éloigne de la *macula,* sont le vert, le rouge, l'orangé, le jaune et le bleu ; c'est-à-dire que le centre voit toutes les couleurs, mais que la partie voisine ne voit plus bien le vert, tout en conservant des sensations précises pour les autres couleurs ; qu'un point encore plus excentrique ne voit distinctement ni le vert, ni le rouge tout en percevant nettement l'orangé, le jaune et le bleu; et ainsi de suite. Or, pendant l'examen d'un tableau, le centre de la rétine en considère surtout le centre ; voyant toutes les couleurs et avec le maximum de précision, tous les rapports chromatiques du centre de la toile devront être rigoureusement exacts; mais la partie voisine du centre oculaire cessant de voir distinctement le vert, point ne sera besoin que les verts non centraux soient d'une exactitude absolue, tandis que les rapports des autres couleurs devront être encore quasi mathématiques. Il en est de même pour chacune des notes de la gamme spectrale. De telle sorte que nous pouvons énoncer la conclusion suivante : à mesure que -

l'on s'éloigne du centre de la toile, la précision devient inutile successivement pour le vert, le rouge, l'orangé, le jaune et le bleu.

Ces données sont, on le voit, très complexes et d'une très grande difficulté d'application, de réalisation ; elles sont presque uniquement théoriques, car, dans la pratique, les conditions changent complètement; d'abord les tons sont très rompus, puis l'œil ne demeure jamais immobile ni fixé sur le centre de la toile, mais le parcourt en tous sens, faisant de chacune des parties de l'œuvre, successivement, un centre auquel s'applique la loi.

V

L'œil n'a, jusqu'ici, joué qu'un rôle de machine ou d'esclave; mais il n'est pas un organe purement passif, loin de là, ni seulement une sorte de miroir en lequel se reflètent les objets que notre cerveau perçoit ensuite; il se passe en lui des phénomènes étranges, qui nous assurent de son rôle actif, de sa prépondérance de maître. Je suis près d'affirmer, en effet, que l'émotion artistique est l'émotion des yeux; car la sensibilité de ces yeux est toute immatérielle, — tel un sentiment, — et, dans les poignantes sensations d'art, il me semble que ce sont les yeux qui frissonnent, que l'âme qui vibre et palpite est en eux et que la joie admirative qu'est le le plaisir esthétique naît, grandit et éclate en eux encore. Ils sont sensuels aussi, car elle est sensuelle, en vérité, et très profondément, cette jouissance qu'ils éprouvent parfois à contempler des tons et des formes, si bien que je considère les yeux, en certaines heures de leur existence artistique, comme de véritables êtres ayant intelligence qui comprend, âme qui frissonne et sens qui pâment, comme de véritables « personnes » distinctes de nous, bien qu'en nous, et qui, généreuses et pitoyables, daignent partager leurs délices esthétiques.

Mais c'est là le côté idéal et je l'abandonne, — à regret, — pour revenir à l'étude scientifique de l'œil, et, dès maintenant, à celle des rayons réfléchis, qui est féconde en applications artistiques.

Disséminons autour de nous des objets dont chacun ait une couleur du spectre, et regardons-les à tour de rôle, en espaçant nos examens de quelques minutes; notre œil est impressionné successivement et chaque impression est distincte; il ne nous reste du précédent regard que le souvenir. Juxtaposons, au contraire, ces colorations de façon qu'elles soient toutes comprises dans notre champ visuel; notre rétine est ébranlée en même temps par tous ces objets colorés ; les fibres d'Young distinguent alors les trois couleurs principales; mais, comme les autres couleurs sont perçues au même moment, il faut admettre ou bien que ce sont les fibres d'Young qui les perçoivent, ou bien qu'il y a dans la rétine d'autres fibres destinées aux couleurs composées. Nous nous rattachons volontiers à cette dernière hypothèse, dont la conséquence est qu'à chaque ton correspond un filet nerveux, c'est-à-dire qu'il existe une infinité de terminaisons nerveuses diverses; on pourrait admettre aussi que les éléments rétiniens soient tous identiques et que chacun d'eux soit apte à percevoir indistinctement tous les tons; mais il faudrait expliquer comment la superposition de plusieurs colorations sur une même fibre n'aboutit pas au mélange. Il ne semble donc pas téméraire d'étendre la théorie d'Young et -

d'admettre autant de fibres rétiniennes qu'il y a de tons. La chose n'a rien de d'invraisemblable, d'ailleurs; car l'anatomie n'a pas prouvé l'existence des trois ordres de fibres d'Young, parfaitement admises, cependant, et j'étaierai mon hypothèse de ce qui existe à l'oreille interne où chaque son possède une corde spéciale de perception.

Quelle que soit sa structure intime, l'œil, on le sait, extériorise ses sensations, les rapporte à leur source et reconnaît ainsi le siége des objets; mais cet acte d'extériorisation, qui est cérébral ou psychique, et non oculaire, s'accompagne, on serait tenté de le croire, d'un phénomène physique, d'une réflexion des vibrations qui ont atteint la rétine.

Un jour, en effet, j'avais disposé sur une table un bouquet de verdure et, devant ce bouquet, une statuette de plâtre à peu près de même hauteur, et je considérais mon arrangement : quelle ne fut pas ma surprise de voir du vert sur la face de la statuette qui était tournée vers moi et qui ne pouvait, en aucune façon, recevoir des reflets du feuillage! Très perplexe, je cherchai longtemps l'explication du phénomène, puis, m'arrêtai enfin à la suivante que je crois la vraie : mon œil, qui regardait du vert, s'emplissait de vibrations vertes, et, réfléchissant véritablement ces vibrations, les renvoyait vers leur point de départ et en appliquait une certaine quantité sur la face antérieure du plâtre.

Pour me démontrer la justesse de ma théorie, je devais aussi constater la réflexion des vibrations blanches du plâtre sur le bouquet. Mais il s'agissait, avant toutes choses, d'éviter le reflet véritable, sur le bouquet, de la face blanche de la statuette tournée vers lui. Je noircis donc cette face, et, retournant à mon poste d'observation, je considérai ensemble plâtre et bouquet et notai l'intensité du vert; j'enlevai alors le plâtre et considérai le feuillage seul; la saturation en était considérablement augmentée, car il ne recevait plus les vibrations blanches réfléchies par mon œil. J'avais vérifié mes suppositions.

La seconde fois que je constatai le phénomène, ce fut peu après, en pleins Lacs Amers, ces immenses bassins salés qui élargissent, par instants, le canal de Suez. Le soleil s'était couché depuis une demi-heure environ, et le ciel de l'horizon était encore d'un beau ton de chrome étouffé; la brise avait cessé et la mer, étale, était bleue (1). Assis à l'arrière du paquebot qui m'emportait, je contemplais, quand mes yeux s'arrêtèrent sur une embarcation suspendue à tribord, à une hauteur telle que sa moitié supérieure se profilait sur le ciel et sa moitié inférieure sur la mer. Nouvelle surprise; cette barque, que je savais blanche, que je sentais également blanche, était dans sa moitié supérieure peinte de chrome, et dans sa moitié inférieure, barbouillée de bleu. Il n'y avait pas à en douter, mon œil était encore le coupable : sollicité par la vibration du ciel et par celle de l'océan, il les réflétait chacune sur la partie correspondante du canot; je me confirmai donc dans ma découverte.

Point n'est besoin, évidemment, d'aller sur les Lacs Amers pour retrouver pareils faits; car rien n'est plus facile à réaliser qu'une expérience démonstrative. Prenez deux objets, l'un bleu de cobalt, l'autre vermillon, et regardez-les successivement, en espaçant vos exa-

___

(1) Cette discordance du ton de la mer et du ton du ciel était due peut-être à ma position élevée au-dessus du niveau de l'eau, ce qui m'empêchait d'avoir le reflet du bas du ciel; en tout cas, elle est très fréquente, et je l'ai observée et notée maintes fois dans mes études en Mer Rouge; le phénomène existe aussi couramment en Garonne.

mens de façon que la rétine, au deuxième, ait cessé de se souvenir du premier : vous noterez que chacune des colorations est bien franche. Placez-les ensuite très près l'un de l'autre, mais en les séparant par un écran opaque vertical, de manière qu'ils ne puissent s'adresser de mutuels reflets, et regardez-les d'ensemble : vous verrez du vermillon dans le cobalt, et du cobalt dans le vermillon. La rétine réfléchit donc les vibrations colorées qui parviennent jusqu'à elle.

Ces phénomènes, nouveaux naguère pour moi, sont universels. Tous les paysagistes savent qu'un horizon rouge met du rouge même dans les premiers plans et les dessous; mais, si tous connaissent le fait, personne, que je sache, n'a encore donné l'explication que je fournis ici et que vérifie l'expérimentation.

Le peintre doit en tenir le plus grand compte; car, s'il est démontré que la perception d'une couleur fondamentale s'accompagne fatalement de la perception des deux autres; si Chevreul a prouvé aussi que toute tonalité fait naître dans l'œil la sensation de sa complémentaire, ces diverses données peuvent être négligées, en art, les colorations évoquées étant très faibles et les tons n'étant jamais entiers dans une toile ni dans la nature. Mes observations ont, au contraire, une réelle importance pratique et la philosophie en est : toute tonalité colore son voisinage de sa propre tonalité. En s'y conformant de parti pris, l'artiste appliquera les lois de la nature, et c'est, d'ailleurs, leur réalisation que nous affirmons lorsque nous disons qu'une tonalité est juste pour une autre sur laquelle elle s'enlève.

Si nous fouillons davantage le phénomène, nous découvrons que, dans une toile, comme dans la nature, c'est le ton le plus puissant, le plus éclatant ou le plus répandu qui, par l'intensité avec laquelle il colore son voisinage, règle l'harmonie générale et « donne la note ». C'est tantôt un fond coloré, tantôt une draperie ou une étoffe, dont les figures devront participer; en paysage, c'est généralement le ciel qui règle l'accord; car c'est lui qui donne le *la*. C'est cette exacte harmonie générale que l'on retrouve dans de nombreuses œuvres et dont on proclame l'existence lorsque l'on dit qu'elles baignent dans la même lumière; le peintre doit la rechercher et pour quelques-uns, Fromentin, par exemple, elle révèle le vrai coloriste.

Un doute, cependant, est permis. Ces colorations vertes, que j'apercevais sur une partie d'un plâtre qui ne pouvait recevoir des reflets verts, sont-elles vraiment des colorations réfléchies par l'œil? Le chrome et le bleu que je notais sur les deux moitiés de la barque, étaient-ils, eux aussi, renvoyés par ma rétine? On ne peut pas l'admettre sans preuve, et l'explication du premier de ces phénomènes peut être celle-ci : mon œil, fortement impressionné par le vert, était, pour ainsi dire, rempli de vert et voyait le plâtre à travers des vibrations vertes, qui verdissaient ce plâtre. Mais la question se complique lorsque l'on passe à la perception simultanée d'un plus grand nombre de colorations comme dans mon expérience à l'aide d'objets de couleur bleue et rouge, car alors ce n'est plus d'une atmosphère unichrome que l'œil est rempli, mais de colorations diverses. Dans ce cas, le mécanisme de la vision est le même : l'œil superpose et mêle ses impressions en sa profondeur, et, s'il regarde à la fois deux objets, l'un bleu, l'autre jaune, il confond un peu ses impressions et voit chacun des objets en une atmosphère faite à la fois de jaune et de bleu, c'est-à-dire verdâtre. De telle sorte qu'au point de vue du résultat et de la pratique pictu- rale, atmosphères et réflexions se valent; mais, grâce à l'extériorisation, les colorations semblent véritablement être réfléchies de l'œil vers les objets.

J'affirmais tout à l'heure que la nature nous fournit à tous instants des exemples de ces réflexions colorées; j'avais raison, car c'est précisément d'elles qu'elle se sert pour harmoniser les choses. Ce n'est pas d'elles seules, cependant : prenez, en effet, un objet dont la couleur soit la plus fausse et la plus criarde, la plus commune, et placez-le dans l'air, parmi les merveilles environnantes; immédiatement, tout rentre dans l'ordre, rien ne hurle plus, rien ne détonne, et je trouve la cause de cette brusque métamorphose dans la lumière que le ciel épand, laquelle atténue ce qui s'exalte, exalte ce qui est trop assourdi, se mire dans les eaux, s'accroche aux feuillages, glisse sur les collines, joue sur les terrains, donne enfin à tout des qualités semblables. N'est-ce pas, d'ailleurs, ce que nous créons nous-mêmes lorsque nous emplissons un appartement d'une lumière colorée ? Chaque objet ne participe-t-il pas de l'éclairage unique et ne concourt-il pas à l'harmonie générale de l'appartement ?

Il y a une raison encore : cette infinité d'objets, d'êtres animés ou non, semés dans la nature et éclairés d'une même lumière, parfois éclatante, s'adressent mutuellement des reflets comme pour partager et faire goûter chacun son existence spéciale. Et c'est l'œil anatomique qui perçoit cette vie cachée des choses, tandis que l'œil artistique analyse, procède à un triage, et fait son profit de tout ce qui est délectable.

De telle sorte que j'exprimerai réellement la philosophie des faits en disant : la nature s'harmonise grâce : 1° à son éclairage au moyen d'une lumière unique; 2° aux reflets mutuels; 3° aux réflexions colorées. C'est là ce que j'appellerai la « loi de l'harmonisation générale ».

Le tableau qui est, avant tout, une tentative de reproduction de la nature, doit donc contenir ces qualités et vérifier ces principes fondamentaux, et c'est pour manquer à ces règles d'unité que bien des œuvres offrent des parties qui « ne tiennent pas au reste » ou « ne sont pas dans l'air », ou bien encore « sont d'une autre heure ».

Mais, objectera-t-on, puisque chaque tableau de la nature est harmonisé à la fois par le ciel, par les reflets réciproques et par les vibrations réfléchies, pourquoi chacun de nos tableaux d'atelier ne s'harmonise-t-il pas spontanément grâce aux mêmes moyens? Le peintre ne devrait point se préoccuper autant des tons qu'il emploie, il pourrait brosser ses ciels plus ou moins bleus, étendre des verts plus ou moins crus, des rouges plus ou moins rutilants et laisser à ces vibrations qu'il vient de créer, le soin de se mettre en consonnance. On le voit, au contraire, ne compter que sur soi-même, mettre en service toute sa science, faire effort de toute son habileté, pour, — sous peine de dissonnance, — faire de sa toile une harmonie et une unité.

Il y a plusieurs causes à cette différence qui existe entre les faits : d'abord, le peintre ne crée que des apparences; puis les couleurs qu'il emploie sont bien moins lumineuses que celles dont se sert la nature, et il n'en faut pas douter, puisque,—Wollaston l'a démontré mathématiquement, — le blanc le plus resplendissant de la palette est des milliers de fois plus terne que la lumière d'un beau jour; une troisième raison est que les reflets réciproques deviennent nuls dans de telles conditions, nouvelle infériorité, et nulles aussi les vibrations réfléchies des yeux (puisque les vibrations primordiales, les vibrations d'incidence sont très faibles), ce qui fait une quatrième infériorité; le ciel d'un tableau, en outre, quelque lumineux qu'il soit, n'éclaire pas du tout et n'a d'influence directe ni sur les eaux, ni sur les terrains, ni sur les masses d'arbres qu'il est censé abriter sous son dôme; le peintre, enfin, écrit sur une toile verticale et plate, tandis que la nature peint dans l'espace et sur l'infini, bénéficiant de la mise aux plans et de l'harmonisation que produit l'interposition des couches d'air, lesquelles laissent les tons frais à nos pieds et repoussent les gris à l'horizon. De telle sorte que, même scientifiquement, le tableau est une création et une interprétation.

VI

Cette vérité resplendit lorsque l'on compare entre elles les œuvres des peintres; car il est de toute évidence que chacune a sa manière, son écriture et sa couleur, et que la même scène rustique, bourgeoise ou mondaine, n'est jamais rendue deux fois d'identique façon.

Ce qu'il y a de plus frappant, dans cette diversité d'interprétation, c'est la différence de la « qualité de coloration » et l'on a vite constaté que plusieurs artistes ont supérieurement manié la couleur, tels Delacroix, Benjamin Constant, Roybet, tandis que d'autres en ont moins usé, et que certains, même, ne sont jamais arrivés à vaincre les difficultés du coloris : tel le fusiniste bordelais, Maxime Lalanne. Toute la question des coloristes est là. De ceux qui en ont traité, aucun n'a tenu compte de l'anatomie, qui, pourtant, vaut bien qu'on la prenne en considération; je veux donc reprendre le sujet et j'ai le ferme espoir de trancher scientifiquement, c'est-à-dire définitivement, le différend.

D'après Schultze, nous l'avons vu, — et tous les anatomistes ainsi que les physiologistes sont d'accord avec lui, — les bâtonnets perçoivent seulement les différences quantitatives de la lumière, c'est-à-dire les valeurs en blanc et noir, tandis que les cônes en perçoivent les différences quantitatives, c'est-à-dire les couleurs en leur infinie variété. Cette hypothèse trouve complète démonstration dans l'histologie comparée : les oiseaux de nuit, en effet, qui n'ont besoin, du fait même de leur vie nocturne, d'apprécier que les degrés quantitatifs de l'obscurité, ont seulement des *bâtonnets;* les oiseaux diurnes, au contraire, qui se nourrissent d'insectes aux couleurs variées et veulent un appareil visuel qui leur révèle nettement la multiplicité et le genre de colorations de ces insectes, sont pourvus presque uniquement de cônes. Si nous naissions les uns avec des cônes seulement, les autres avec des bâtonnets seulement, nous serions, les premiers, uniquement coloristes, les seconds, uniquement valoristes; et toute discussion serait impossible, la nature s'étant elle-même chargée de classifier. Mais nous portons tous, artistes ou non, réunis en notre œil, l'œil des nocturnes et l'œil des diurnes, c'est-à-dire des cônes et des bâtonnets, qui font de nous des coloristes et des valoristes. Donc, si nous nous en tenons uniquement à l'anatomie, nous étouffons encore toute dispute; car, si nous avançons que X n'est pas coloriste, Z répondra avec raison : « Pardon! il l'est : l'anatomie le démontre. » Si, d'autre part, nous nous contentons de cette vague perception des couleurs pour nous intituler coloristes, le mot coloriste demeure trop général, trop imprécis, ne parle pas suffisamment à l'esprit et aux yeux et n'a pas assez d'importance pour que nous en dissertions. Ce n'est donc pas la définition anatomo-physiologique, mais la définition artistique du mot coloriste qu'il faut établir.

Or, en art, l'on entend constamment avancer qu'un tel est coloriste et tel autre ne l'est pas, et à la désinvolture avec laquelle on parle, il semble aux non initiés que l'accord soit fait et que les artistes soient bien fixés sur l'acception du mot. Il n'en est rien, cependant, et, pour peu que vous soyez du monde de la peinture, vous avez constaté vingt fois que le mot « coloriste » ne renseigne pas à lui seul, ne fait toucher en aucune façon, de l'œil, le caractère spécial qu'il voudrait désigner, car il est d'une extraordinaire élasticité. Cette impression, il la doit à sa qualité de mot d'art, — l'une des caractéristiques des choses de l'art étant le vague, — mais surtout à la fantaisie du langage et à l'ignorance de la science de l'art, et elle est telle que les qualités les plus diverses et les plus opposées ont été désignées par ce terme, et que, si nous réunissons les artistes dont nous avons successivement voulu faire des « coloristes », nous trouvons : coloristes, ceux dont le point de départ est très élevé, qui sont très puissants en valeurs, s'éloignent considérablement du blanc grâce aux tons sourds; coloristes, ceux qui jouent avec bonheur des demi-teintes et des sensibilités; coloristes, ceux dont les valeurs sont extrêmement justes; coloristes, ceux dont les ombres et les lumières sont de la même famille (Fromentin); coloristes, ceux qui manient passablement les vrais tons; coloristes, enfin, ceux qui n'usent que de belles couleurs franches; coloristes, ajouterai-je à mon tour, ceux pour lesquels la valeur dépend du ton et pour lesquels la valeur la plus juste semble ne pas l'être tant que le ton ne l'est pas lui-même.

Alors, qui reste-t-il qui ne soit pas coloriste? Personne, pas même les graveurs, les fusinistes et les lithographes, qui peuvent faire du noir très puissant. Cela est évidemment enfantin, et je nie que l'on puisse découvrir imperturbablement celle de ces qualités que j'ai sous-entendue en disant « coloriste ».

Il serait bon cependant de se comprendre clairement ;
je crois donc nécessaire, non pas de définir scientifiquement les mots de coloris et de coloriste, mais de montrer
ce qu'ils doivent dire, quel en fut le point de départ, ce
qu'ils ne peuvent pas signifier et surtout quelle en est
l'essence. Peut-être la langue artiste en prendra-t-elle
un peu de précision et peut-être s'entendra-t-on enfin.

Comment atteindre à ce but ? Ni notre fantaisie, ni
l'usage ne peuvent nous aider, puisque nous les accu-
sons d'avoir accumulé les mensonges ; nous nous appuie-
rons donc sur la science, car elle est la seule base possible, la seule inébranlable et infaillible, en dehors de
laquelle tout est convention, hypothèse, déplorables
habitudes et erreur.

Supposons d'abord un artiste qui n'ait que des bâtonnets ; il ne pourra sentir et exprimer que des valeurs ; la
matière qu'il emploiera lui semblera toujours, quelle
qu'elle soit, monochrome, plus ou moins noire, et les
couleurs dont il usera ne seront pour lui que des degrés
divers du blanc et du noir, ne seront que des valeurs.
S'il se sert de sanguine, il la verra pareille à du crayon
Conté ; il ne verra dans les couleurs que leurs valeurs
respectives, et s'il les emploie en une étude, il créera une
œuvre qui, pour lui, sera exacte, mais qui, pour nous
coloristes, sera toujours une monstruosité, puisque nul
des rapports des colorations entre elles ne sera observé ;
et nous aurons affaire à une horrible « saturalanx » que
nous ne saurons même pas apprécier. S'il sait créer des
œuvres d'art, cet artiste ne pourra se servir que du
blanc-et-noir ou d'une couleur monochrome ; il lui est
interdit de se servir de couleurs réelles, polychromes ;
il pourra donner de très belles pages au fusain, à la
sépia, à la sanguine, voire au bleu et au vermillon ; mais,
comme, pour lui, toutes ces matières sont ce que l'on

voudra, excepté des couleurs, il sera ce que l'on voudra, excepté coloriste; il sera, par conséquent, dessinateur et uniquement dessinateur. Nous concluons déjà, grâce à la théorie seule : celui qui ne voit point les couleurs ne pourra produire que des œuvres blanc-et-noires ou monochromes; et inversement : celui qui ne produit que des œuvres blanc-et-noires ou monochromes ne voit pas les couleurs, n'est pas un coloriste, est un dessinateur et pas autre chose, fût-il génial. Par conséquent, les œuvres d'art, fussent-elles géniales, en blanc et noir ou en teinte monochrome, n'ont aucune qualité de coloris et ne sont que des dessins. Ce dessinateur pourra être très pâle, très puissant ou de vigueur modérée, au hasard de son tempérament, cela ne changera rien à la question : n'exprimant, dans tous les cas, que des degrés de la valeur, avec un point de départ plus ou moins sombre, il ne cessera jamais d'être valoriste ou dessinateur, et ses œuvres ne seront, dans tous les cas, que des dessins.

Si nous passons à la pratique quotidienne et que nous jugions, comme nous en avons la coutume, les œuvres d'art uniquement d'après elles-mêmes, sans songer à leurs aînées ni à leurs cadettes possibles, nous concluerons : les œuvres d'art anciennes et modernes, quelles qu'elles soient, en lesquelles leurs auteurs n'ont employé que du blanc et du noir (fusain, gravure, lithographie, etc.) ou une matière monochrome (sanguine, sépia, camaieu) sont des dessins, uniquement des dessins et, pâles ou puissantes, n'auront jamais de coloris, ni laid ni beau. Et, comme les jugements que nous portons sur les artistes à propos d'œuvres soumises à notre critique ne doivent également être que la conclusion de notre examen, et ne sauraient être inspirés par le souvenir de leurs œuvres précédentes, ni les atteindre en leurs productions futures, nous en concluerons encore que les auteurs de ces dessins ne peuvent, en aucune façon, s'y montrer coloristes.

Prenons maintenant le cas opposé, celui des artistes qui n'ont que des cônes. Que seront ces peintres qui ne savent jouer que de la couleur? Des coloristes! Et quel sera le coloriste génial? Celui, évidemment, qui a le maximum de sensibilité rétinienne aux colorations non mêlées de noir ni de blanc, ces atténuants, le plus grand amour de la couleur et la plus grande puissance d'expression de cette couleur. Peu nous importe le reste, celui-là est le vrai, l'unique coloriste, le coloriste par excellence; sa peinture est à la fois puissante et chaude, et aussi éloignée que possible du blanc et du noir; et si nous imaginons une toile réussie par un tel artiste, nous la voyons telle que si Diaz, Monticelli, Rubens, Rembrandt et Delacroix y avaient ensemble collaboré.

Mais celui qui n'est que coloriste ne saurait, pour nous qui sommes aussi valoristes, enfanter une œuvre digne du nom d'œuvre d'art, puisqu'il lui manque la notion des valeurs; et, en cela, il ressemble au valoriste qui, jouant des tons et de la palette, commet des atrocités parce qu'il manque du sens de la couleur. Il est donc nécessaire, pour que nous puissions apprécier l'œuvre d'un coloriste, que cette œuvre révèle chez son auteur une suffisante notion de la valeur. La question change-t-elle pour cela? nullement; notre coloriste génial, anatomiquement coloriste, demeure le même; et théoriquement aussi bien que pratiquement, plus l'on s'en rapproche, plus l'on est coloriste. Des artistes disparus, ceux qui en sont les plus voisins sont, entre beaucoup, Rubens et Delacroix; ces maîtres sont des coloristes parce qu'ils sont des brasseurs de pâte resplendissante, et ils auraient beau être coupables de quelques fautes de valeur, ils n'en demeureraient pas moins de grands maîtres de la couleur.

Il ne suffira donc pas, pour avoir droit au nom de de coloriste, de se servir habituellement de couleurs exprimées d'un tube sur une palette; car si vous me montrez de la pâte terne, pâle ou noire, vous ne différez pas de celui qui est terne, pâle ou noir avec du fusain ou de la mine de plomb, et vous n'êtes que dessinateur comme lui, et, comme lui, vous êtes aussi peu coloriste. Vous ne pourrez non plus prétendre être coloriste dans un camaïeu, même si vous y êtes très puissant, sous prétexte que vous vous êtes servi d'une matière colorée; car vous seriez forcé d'admettre qu'un dessin à la sanguine est de la couleur, ce qui ne se peut pas, ce qui est absurde, nous l'avons vu; camaïeu et sanguine, nous l'avons encore démontré, ne sont que des dessins parce que leurs auteurs n'y ont exprimé que des valeurs et ne les ont exprimées qu'avec une matière monochrome.

Ce n'est donc pas parce que les artistes qui ne voient supérieurement que la valeur exprimeront, même supérieurement, ces valeurs avec de la pâte peu colorée, que vous aurez le droit de les appeler coloristes, et quand un véritable coloriste cesse d'exprimer avec des couleurs polychromes les couleurs polychromes qu'il voit supérieurement, mais les traduit avec du blanc et du noir ou une matière monochrome, en valeurs seulement, vous n'avez pas, non plus, le droit de l'appeler coloriste, car rien ne le révèle tel à celui qui le voit pour la première fois : il n'est alors que dessinateur.

Et vous viendrez maintenant prétendre que des artistes qui ont peut-être vu la couleur, l'ont peut-être adorée, mais n'en ont jamais pu exprimer que les valeurs en blanc et noir, peuvent être des coloristes! En quoi, s'il vous plaît, leur ont servi leurs cônes lorsqu'ils gravaient ou fusinaient? N'usant, au contraire, que de leurs bâtonnets, ils ne sont que des dessinateurs, ne peuvent être autre chose. Que vous les couvriez de toutes les fleurs et leur prêtiez toutes les qualités, finesse, éclat, puissance, chaleur, transparence, je n'y vois nul obstacle; mais, de grâce, n'allez pas commettre l'absurdité de dire que ce sont des coloristes.

Fromentin se trompe donc lorsqu'il affirme qu'un peintre peut être coloriste bien que sa palette soit très pauvre, rompue et réduite, pourvu qu'il conserve à ses couleurs leurs relations intimes, leur homogénéité et et leur parenté. Il se charge lui-même, d'ailleurs, en ses œuvres, de donner la preuve la plus éclatante de la fausseté de cette conception des coloristes.

Les Goncourt se trompent donc complètement, eux aussi, lorsque, — plaidant peut-être *pro domo*, — ils écrivent dans *Manette Salomon*, à propos de Decamps : « Coloriste? non! pas coloriste! On est coloriste, n'est-ce pas, avec du noir et du blanc... Gavarni est coloriste dans une lithographie... »

Je froisse, je le sais, bien des opinions et heurte nombre de convictions; mais la faute en est aux artistes eux-mêmes, qui se servent inopportunément de ce vocable, et à des louangeurs maladroits ou ignorants qui, pour décerner les plus hauts éloges aux petits dieux de leur cœur ou de la mode, leur décochent une épithète qui, étiquetée sur de tels talents, est un contre-sens, mieux encore, un contre bon sens,

Comment, au contraire, ne point se rendre à l'évidence et ne point la proclamer! Comment ne pas avouer que l'anatomie et la raison n'expulsent pas seulement du groupe des coloristes tous les faux coloristes que nous avons dénoncés, mais qu'elles imposent leur rattachement à celui des dessinateurs! Sont donc chassés du Temple les peintres qui excellent en l'expression des sensibilités, ceux qui sont très fins, ceux qui sont très puissants, mais noirs, tous les monochromistes. Et si nous dressons deux listes parallèles, l'une des qualités distinctives des dessinateurs, l'autre de celles des coloristes, nous voyons que les dessinateurs sont essentiellement blanc-et-noirs, monochromes et traducteurs de valeurs, tandis que les coloristes sont essentiellement polychromes, ignorent le plus possible le blanc et le noir, quitte à être brutaux, et sont préoccupés de la couleur pour la couleur seule.

Et je démontre encore, ainsi, que le coloriste par excellence est bien celui que j'ai établi, et non pas celui dont les cônes ont une exquise sensibilité, capable de découvrir les plus fines atténuations de la couleur.

Le point de vue scientifique néglige donc l'harmonie de la pâte et la condition exigée par Fromentin, savoir que demi-teintes, ombres et lumières soient de la même famille, et demande seulement au coloriste de choisir « des couleurs belles en soi ». — « Mais, objecterez-vous, suffira-t-il de juxtaposer des couleurs éclatantes pour faire œuvre de coloriste? » — En juxtaposant des. tons rutilants, répondrai-je, vous faites œuvre de coloriste, il est vrai; et, si votre cœur est embrasé de la passion de de ces sonorités, en vous est un véritable tempérament; mais vos efforts demeurent stériles, avec votre science, s'ils se bornent à ces jeux enfantins et si vous ne possédez même pas la routine de ces bateliers méditérranéens qui savent faire flamber sur leurs barques des peintures aux éclats inouïs; car, lorsque s'arrête la science, survient l'art avec ses exigences et ses lois, et, souvent, vos oppositions de tons superbes n'aboutiront qu'à du gris de par les effets du *mélange optique*. De telle sorte que pour être coloriste, en art, il ne suffit pas de jeter au hasard de beaux tons sur une toile; il faut les épandre de façon qu'ils demeurent beaux et ne se nuisent pas en engendrant des colorations résultantes effacées.

Il faut, maintenant que voici connus les deux types extrêmes, classer la masse des artistes qui s'échelonnent entre eux. Et si nous les considérons tous, nous dirons: le bas de l'échelle est tenu par une légion d'exécutants qui, au point de vue coloriste, sont des dessinateurs purs; au-dessus d'eux se placent les artistes auxquels on ne peut contester qu'ils soient des peintres et que nous pourrions, à la rigueur, étiqueter *coloristes fins*; puis, vers les sommets, les vrais coloristes, ceux que j'appellerai les *coloristes forts,* qui sont, non la perfection théorique, mais ce que l'humanité a encore produit de plus élevé.

Cette division n'est point purement fantaisiste; les faits, eux aussi, l'imposent. Il est impossible, en effet, d'inscrire au même groupe des œuvres caractérisées, les unes par la pondération des sonorités, les autres par le débordement des sonorités, et il y a une trop grande distance entre Meissonier et Delacroix; il serait non moins absurde de placer à la même cimaise artistique MM. Roybet et Benjamin Constant, et M. Armand Berton qui, grâce à sa finesse et à sa préciosité, est l'un de nos plus exquis artistes. Du côté des paysagistes, la même séparation est nécessaire; la couleur de M. Harpignies, lequel demeure l'un des plus grands par le caractère et des meilleurs pour la justesse, celle encore de M. Billotte, presque toujours charmant dans ses gris, peuvent-elles lutter avec l'étincelante envolée de tons de MM. Gagliardini, Olive, et de quelques « méridionaux »? Evidemment non. Et l'on entend, cependant, souvent dire que Harpignies, Billotte, Meissonier sont des coloristes. La bonne foi oblige à reconnaître que les uns ont le don de la couleur, que les autres ne le possèdent pas et que les premiers seuls sont des coloristes parce qu'ils sont des manieurs de beaux tons, et qu'il n'y a précisément de vraie couleur que cette couleur rutilante et polychrome, tandis que la finesse n'est que de la valeur.

En résumé, il faut classer les artistes en les trois catégories suivantes : dessinateurs, coloristes fins, coloristes forts; et, ce faisant, l'on ne préjuge rien du talent. voire du génie dont chacun peut s'illustrer.

VII

Nouveau point intéressant de cette question très complexe : le peintre dont l'œil atteint à une exquise sensibilité ou à une extraordinaire puissance d'expression en couleurs a-t-il été, par la nature, et dès sa vie intra-utérine, abondamment doté de cônes, ou bien n'a-t-il fait que développer ceux qu'il possédait? ou bien encore en a-t-il pu augmenter le nombre?

Pour étayer notre réponse d'arguments inattaquables, observons ce qui se passe dans celles des branches de l'art qui sont d'une exploration plus facile, dans la musique, par exemple. Il est d'abord démontré que le travail redresse les oreilles les plus fausses. Je sais des musiciens parvenus à un très haut talent, qui m'ont assuré avoir eu, à leurs débuts, l'oreille absolument obtuse; puis, l'étude approfondie permet l'analyse d'accords parfois très compliqués. Eh bien! y a-t-il là simple perfectionnement de l'instrument auditif, lui apprend-on à vibrer au plus léger son, ou lui ajoutet-on de nouvelles cordes? Chanteurs et cantatrices aux voix merveilleuses de volume, d'étendue et de souplesse ont-ils pu, à quelque travail qu'ils se soient astreints, avoir plus de deux cordes vocales? Athlètes, lutteurs et clowns parvenus à un degré colossal de force musculaire ou d'adresse ont-ils réussi à ajouter un muscle à ceux dont la nature leur a fait don? Évidemment non; mais l'entraînement a décuplé, parfois, leur robustesse et leur virtuosité, et nous sommes autorisés à conclure des athlètes et des chanteurs aux musiciens et aux peintres et à dire : non ! l'homme ne peut créer, dans l'œuvre anatomique de la nature, il ne peut que la développer, et l'œil le plus subtil n'est qu'un œil perfectionné.

Mais certains sujets naissent dotés d'un système musculaire tel que, pour devenir herculéen, il n'a besoin que d'exercice; d'autres, au contraire, ne possédant que de piètres muscles, ne peuvent, malgré l'étude, atteindre à une force supérieure. Pourquoi certains individus ne naîtraient-ils point aussi munis d'un appareil visuel exceptionnellement organisé, que le travail développerait au summum, tandis que d'autres ne porteraient, dès l'origine, qu'un instrument inférieur, destiné à ne jamais être que très ordinaire; ainsi naît-on avec de la voix ou sans voix. Et, si nous poussons plus loin l'analyse, nous découvrons que les chanteurs naissent basses, barytons ou ténors, c'est-à-dire chacun avec une anatomie laryngienne spéciale ; pourquoi ceux qui sont dotés d'un instrument d'optique supérieur, dès leur vie fœtale, n'auraient-ils pas chacun une partie de cet instrument particulièrement développée? Et comme dans l'œil, jusqu'à nouvelle découverte, il n'y a que deux éléments, les bâtonnets, qui voient le blanc et le noir, les cônes, qui perçoivent la couleur, nous arrivons à cette conclusion formelle et capitale : les grands artistes du dessin naissent les uns avec des bâtonnets supérieurs, les autres avec des cônes presque parfaits; les premiers verront supérieurement la valeur et seront de grands dessinateurs; les seconds auront la passion de la couleur et seront de grands coloristes.

Existe-t-il des preuves palpables, bonnes à être touchées ou vues, que les coloristes et les valoristes sont différents, et médiocres ou éminents de par leur anatomie? L'on n'a pu et l'on ne pourra facilement se procurer des yeux de peintres et de dessinateurs, surtout de maîtres, pour en extraire les rétines et en soumettre les coupes au microscope, le seul grand révélateur, et des nécropsies ou, mieux encore, des biopsies peuvent, seules, irréfutablement démontrer que l'artiste présente, en ses cônes ou en ses bâtonnets, des modifications, des anomalies de nombre et de qualité qui n'existent pas chez l'individu dénué de tout sens esthétique, mais qui se retrouvent, à un moindre degré, cependant, chez les amateurs et les critiques éclairés; elles pourraient rendre palpables les différences que nous affirmons exister entre les yeux des dessinateurs et ceux des coloristes, — différences caractérisées par le développement des éléments rétiniens qui correspondent au genre de talent de chacun de ces deux groupes, — expliqueraient les aptitudes particulières et les directions suivies, donneraient, enfin, le secret de l'infinie supériorité de quelques maîtres du fusain, de la gravure et de la peinture, voire de la sculpture, puisque ce sont les cônes qui sont chargés de la perception de la forme. Que dis-je? la puissance d'investigation du microscope révèlerait certainement des différences entre les coloristes eux-mêmes. Mais cette étude n'a pas été faite, et, jusqu'à nouvel ordre, toute certitude matérielle demeure impossible, tout raisonnement théorique. Nous pouvons, cependant, appuyer notre hypothèse de trois arguments considérables qui sont : 1° les données de l'anatomie comparée ; 2° la certitude que chaque disposition physiologique repose sur un substratum anatomique ; 3° notre raison. Jamais calcul des probabilités ne fut plus précis, et trop de faits, trop de données intellectuelles concourent à la fois à en démontrer la justesse pour que nous ne puissions pas tenir la vérité même.

Et, s'il faut une preuve encore du rapport de cause à effet qui relie l'anatomie aux dispositions artistiques, je cite l'opinion de savants illustres qui affirment que chacun de nous porte en soi, dès la naissance, son avenir et sa destinée, que nul ne peut échapper à sa loi histologique, et que l'on est criminel, par exemple, dès la vie embryonnaire (Lombroso). Que si vous doutez, interrogez les vrais peintres et ils vous diront : on naît coloriste, on ne le devient pas.

Tous les grands artistes se valent ; les dessinateurs purs ne doivent donc pas se croire amoindris par la classification nécessaire que nous avons établie, ni s'offusquer de se voir dépouillés du titre de coloristes ; ils se vengent suffisamment des peintres en faisant preuve d'une infinie délicatesse ou de réelle puissance. M. Harpignies le sait bien, lui qui écrit : « La couleur ! la couleur ! c'est très bien !... Mais moi, je compose, et voilà tout ! » Et, pour composer seulement, il n'en a pas moins atteint à la gloire. Corot encore était de cet avis, qui disait : « Il n'y a que la forme et la valeur. » Et je ne ferai frémir ni M. Hapignies, ni l'ombre de Corot en avançant qu'ils ne sont pas de grands coloristes ; ils me pardonneront, car ils se sont dédommagés tous deux au-delà de toute expression, précisément pour avoir négligé la couleur et avoir cherché le caractère, le style et le charme qui garderont leurs noms de l'oubli. Et, si les coloristes eux-mêmes se targuent de leur haute valeur pour vouloir dauber sur les dessinateurs, je leur ferai remarquer que très souvent leur dessin est absolument inférieur et leur palette commune. Ils sont des hercules, soit; de délicieux prestidigitateurs, pas toujours.

Coloristes ou non, l'âge, ce niveleur suprême, leur apporte, d'ailleurs, les mêmes décrépitudes et les frappe dans leurs forces physiques ou dans leur vigueur morale; leur art lui-même n'est point épargné, et nombreux sont ceux qui en sont insensiblement descendus ou brusquement tombés : l'une des dégénérescences dont alors ils font preuve est *la manière sénile*.

Apparaissant vers 70 ou 75 ans, elle consiste en un ensemble de fautes, parfois enfantines, contre la composition, le valorisme ou le coloris. Elle a été successivement attribuée à des troubles de l'appareil dioptique de l'œil (astigmie, opacité du cristallin), à des modifications pathologiques des capacités physiologiques de la rétine (diminution de la force visuelle, affaiblissement du sens lumineux, dyschromatopsie), à l'adoption d'une nouvelle manière, au retour à une nouvelle vision de la jeunesse et à un manque d'équilibre de l'esprit. Turner, Mulready, Luca Signorelli en furent des exemples; mais nul cas ne fut plus frappant que celui de Théodore Rousseau chez lequel les troubles mentaux succédèrent rapidement à l'apparition de la manière sénile et furent indéniables lorsqu'on le trouva occupé à peindre des bœufs dans des arbres. Mais toutes ces opinions furent battues en brèche principalement par Angelucci qui, dans un livre sur les peintres fous, démontra en particulier que les troubles mentaux n'avaient aucun rapport avec la manière sénile et, après une expérimentation sérieuse, accusa l'évolution régressive des milieux anatomiques de l'œil.

VIII

Quel que soit le genre en lequel il excelle, l'artiste est parfois tout entier dans son œil : c'est-à-dire que la subtilité physiologique de l'œil est ce qu'il y a de plus remarquable en lui. D'autres, au contraire, moins brillants d'exécution, moins fins ou moins valeureux, s'élèvent cependant plus haut dans l'art; c'est que ceux-ci ont pensé, et que, pour eux, l'œil ne fut qu'un agent matériel et pratique, tandis que le grand maître demeura l'intelligence. C'est dire que le génie ne serait, en somme, que la réunion, en le même artiste, de la supériorité de l'œil et de la supériorité de l'intelligence, et que le métier et la pensée sont séparés dans le cerveau. Les données de l'art lui-même viennent donc affirmer la doctrine des localisations cérébrales, doctrine fondée en France surtout par Charcot et Pitres, et qui est toute entière contenue dans cette phrase de Charcot : « L'encéphale ne représente pas un organe homogène, unitaire, mais bien une association, une fédération constituée par un certain nombre d'organes divers; à chacun de ces organes, se rattacheraient physiologiquement des propriétés, des fonctions, des facultés distinctes. » Si telle est la réalité, quelle est la zone qui préside à la pensée, à la volonté, au sentiment, au métier artistique? Pensée, volonté et sentiment feraient, jusqu'à présent, partie de l'intelligence générale et seraient localisés aux lobes antérieurs du cerveau.

Reste le métier. Il est entendu dans le public que la proéminence du crâne en arrière est le signe de l'aptitude aux arts. Cette opinion populaire est juste, mais pour la partie *métier* seule, et uniquement parce qu'elle repose sur les données scientifiques. Le métier de l'art, en effet, n'est que la conséquence, le produit d'une sen-

sibilité spéciale, ouïe ou vue, et les recherches anatomiques, physio-expérimentales et cliniques, ont prouvé
précisément que les centres de ces sensibilités particulières ont leur siège dans les lobes postérieurs ou occi-
pitaux. Mais il serait exagéré de croire que toute aptitude aux arts n'existe que dans les crânes à bosses
occipitales hypertrophiées; la saillie postérieure du
crâne indique simplement des dispositions.

La phrénologie n'a donc pas eu de chance avec l'art
non plus, en plaçant le centre des couleurs dans le lobe
frontal gauche, et l'on est complètement revenu de cette
doctrine puisque toutes les observations médicales
prouvent que le centre visuel est situé dans le lobe pos-
térieur du cerveau, et que ce foyer d'analyse sert à la
fois pour les couleurs, pour les valeurs et pour les
formes.

Le développement anormal du centre correspond-il
au développement de l'organe périphérique, la rétine?
Il est plus que probable, car il serait inutile que le
centre fût supérieur s'il n'était servi par un appareil périphérique impeccable, dont l'importance est d'ailleurs
énorme puisque c'est lui qui est en rapport direct avec le
monde extérieur que doit connaître et analyser le centre.
C'est ce que la simple raison nous permet d'affirmer (1).

Chez les mammifères, chaque lobe occipital est en
relation étroite avec les deux yeux; lui-même est consi-
déré comme un œil intérieur qui voit et surtout se sou-
vient des images, car sa destruction entraîne le symp-
tôme de la « cécité psychique ou mentale », dans laquelle
le malade voit toujours, mais sans reconnaître les objets
même les plus familiers.

---

(1) Les recherches histologiques de M. Pergens prouvent tout au moins l'analogie
de la réaction produite dans le neurone cortical et dans le neurone rétinien, sous
l'influence de l'excitant lumineux.

Toute la masse occipitale n'est point le centre visuel, cependant, et l'on s'accorde aujourd'hui à localiser exactement la fonction de la vision dans une zône située à la partie postérieure et interne, le « lobe occipital interne », que sa forme conique a ainsi fait appeler *cuneus*. Pour quelques autres, au contraire, il serait à la surface du cerveau, dans « l'écorce cérébrale », mais en un point très voisin du *cuneus*, appelé « pli courbe », et qui serait lui-même très rapproché du centre de rotation de la tête et des yeux (Grasset, de Montpellier).

L'impression lumineuse, enfin, ne parvient au centre occipital avec un certain arrangement, une sorte de classement, que grâce à son passage à travers une autre zône cérébrale intermédiaire, appelée *thalamus*, car la lésion de cette région entraîne des perturbations de la perception, faisant, par exemple, paraître le rouge vert, le bleu jaune. Dès que ce voyage intra-cérébral est terminé, l'analyse et la prise de possession définitive de l'impression par le centre commencent; actes d'abord physiologiques, qui deviennent en second lieu psychologiques, car chez l'hystérique, en particulier, les troubles de perception lumineuse, colorée ou non, ne sont dus qu'à des perversions mentales, passagères heureusement.

Des degrés divers d'acuité, de puissance ou de délicatesse de la perception, il est facile de conclure que le sens de la couleur, de la valeur et de la forme n'est pas arrivé d'emblée à son point actuel de perfection; il présente, en effet, dans la série animale et pour l'homme lui-même, des graduations qu'il faut grouper sous trois chefs que M. Nicati a appelés : 1° protochroïsme, 2° métachroïsme, 3° pléochroïsme; — il existe, en outre, des formes régressives au nombre de deux: 1° l'amblyopie chroïque, 2° l'héméralopie.

Quant à la nature intime de la pensée-art, il planera, sans doute, à jamais sur elle, le mystère qui plane sur celle de la pensée en général; cependant, comme tous les phénomènes psychiques ont des équivalents chimiques, thermiques, mécaniques, et que les forces biologiques sont convertibles en les autres forces cosmiques sans perte ni création, la fonction cérébrale art, qui est une de ces forces, ne fait pas exception et relève, en dernière analyse, de la mécanique.

Ironique et décevante, cette vérité n'existe point pour l'artiste : il vit dans le rêve. Que les physiologistes lui crient : « Ta pensée est une sécrétion ! » peu lui importe, il n'écoute même pas, car, pour lui, le cerveau fleurit de la pensée comme le cœur fleurit de l'amour, et, perpétuel illusionné, il marche le front sans cesse parmi les étoiles. Pour préciser le songe, cependant, et le jeter dans un moule, il lui faut soutenir des efforts colossaux, et ses mains sont d'infatigables artisanes. Nous assistons ainsi au splendide spectacle que nous offre l'art moderne, de ces milliers de désirs, de volontés, se ruant à la conquête de l'idéal et de la gloire; et voici que des siècles et des siècles après Adam, dont le premier geste fut le salut à la lumière et qui fut ainsi le premier artiste, saluent cette lumière encore, de leurs hymnes intérieurs et de leurs acclamations, d'innombrables poètes, d'innombrables artistes, immédiatement issus d'elle et qui, sans elle, n'existeraient pas, successeurs directs également de l'homme primordial et de légions ininterrompues d'artistes et de poètes qui l'ont chantée, tour-à-tour, et divinisée. De telle sorte que d'**Adam**, l'ancêtre, jusqu'à nous, les petits-fils, la merveilleuse guirlande d'art n'a cessé d'être tressée par les mains ferventes, ni d'être portée sur les fronts marqués du signe. Tant la lumière et l'art restent la nécessité première et dernière, le grand tout auquel tout est ramené, aussi bien qu'est imprescriptible, en nous, la conviction que, dans l'au-delà, c'est en l'ivresse suprême et perpétuelle de l'idéal enfin rencontré, que nous vivrons et nous nous reposerons.

VENDOME. — IMPRIMERIE FRÉDÉRIC EMPAYTAZ